This book is not intended as a substitute for the medical advice of physicians. The reader should regularly consult a physician in matters relating to his/her health and particularly with respect to any symptoms that may require diagnosis or medical attention.

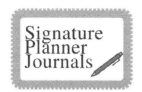

Signature Planner Journals
www.signatureplannerjournals.com
www.signatureplannerjournals.co.uk

Name:

Address:

Hospital Contacts:

Date Started:

Date Completed:

Emergency Contact

Name	
Home No.	
Cell No.	
Relationship	

Essential Contacts

Doctor	
Pharmacy	
Eye Clinic	
Dentist	

Key:

CP= Carbohydrate Portion   B'fast= Breakfast

QA= Quick Acting Insulin   B'time= Bedtime

BI= Background Insulin

Personal Calculated Amount of Insulin

Breakfast
Lunch
Dinner
Other

How to complete the Logs

	READING	BEFORE	AFTER	QA	BI	CP	NOTES
M O N D A Y	B'fast (time)	11.4	12.0	10	36	5	*Porridge + bread*
	Lunch (time)	12.0	12.4	6		4	*Scones +bread*
	Dinner (time)	11.4	11.4	7		3	*Rice + Chicken*
Oct 3rd	Other (time)						
	B'Time (time)						

Notes

_____
_____
_____
_____
_____
_____
_____
_____
_____
_____
_____
_____
_____
_____
_____
_____
_____
_____
_____
_____
_____

Date	Time	Venue	With

Date	Time	Venue	With

	READING	BEFORE	AFTER	QA	BI	CP	NOTES
M O N D A Y	B'fast (time)						
	Lunch (time)						
	Dinner (time)						
	Other (time)						
	B'Time (time)						

	READING	BEFORE	AFTER	QA	BI	CP	NOTES
T U E S D A Y	B'fast (time)						
	Lunch (time)						
	Dinner (time)						
	Other (time)						
	B'Time (time)						

	READING	BEFORE	AFTER	QA	BI	CP	NOTES
W E D N S D A Y	B'fast (time)						
	Lunch (time)						
	Dinner (time)						
	Other (time)						
	B'Time (time)						

	READING	BEFORE	AFTER	QA	BI	CP	NOTES
T H U R S D A Y	B'fast (time)						
	Lunch (time)						
	Dinner (time)						
	Other (time)						
	B'Time (time)						

	READING	BEFORE	AFTER	QA	BI	CP	NOTES
F R I D A Y	B'fast (time)						
	Lunch (time)						
	Dinner (time)						
	Other (time)						
	B'Time (time)						

	READING	BEFORE	AFTER	QA	BI	CP	NOTES
S A T U R D A Y	B'fast (time)						
	Lunch (time)						
	Dinner (time)						
	Other (time)						
	B'Time (time)						

	READING	BEFORE	AFTER	QA	BI	CP	NOTES
S U N D A Y	B'fast (time)						
	Lunch (time)						
	Dinner (time)						
	Other (time)						
	B'Time (time)						

_____

_____

_____

_____

_____

_____

	READING	BEFORE	AFTER	QA	BI	CP	NOTES
M O N D A Y	B'fast (time)						
	Lunch (time)						
	Dinner (time)						
	Other (time)						
	B'Time (time)						

	READING	BEFORE	AFTER	QA	BI	CP	NOTES
T U E S D A Y	B'fast (time)						
	Lunch (time)						
	Dinner (time)						
	Other (time)						
	B'Time (time)						

	READING	BEFORE	AFTER	QA	BI	CP	NOTES
W E D N S D A Y	B'fast (time)						
	Lunch (time)						
	Dinner (time)						
	Other (time)						
	B'Time (time)						

	READING	BEFORE	AFTER	QA	BI	CP	NOTES
T H U R S D A Y	B'fast (time)						
	Lunch (time)						
	Dinner (time)						
	Other (time)						
	B'Time (time)						

	READING	BEFORE	AFTER	QA	BI	CP	NOTES
F R I D A Y	B'fast (time)						
	Lunch (time)						
	Dinner (time)						
	Other (time)						
	B'Time (time)						

	READING	BEFORE	AFTER	QA	BI	CP	NOTES
S A T U R D A Y	B'fast (time)						
	Lunch (time)						
	Dinner (time)						
	Other (time)						
	B'Time (time)						

	READING	BEFORE	AFTER	QA	BI	CP	NOTES
S U N D A Y	B'fast (time)						
	Lunch (time)						
	Dinner (time)						
	Other (time)						
	B'Time (time)						

_____

_____

_____

_____

_____

_____

	READING	BEFORE	AFTER	QA	BI	CP	NOTES
M O N D A Y	B'fast (time)						
	Lunch (time)						
	Dinner (time)						
	Other (time)						
	B'Time (time)						

	READING	BEFORE	AFTER	QA	BI	CP	NOTES
T U E S D A Y	B'fast (time)						
	Lunch (time)						
	Dinner (time)						
	Other (time)						
	B'Time (time)						

	READING	BEFORE	AFTER	QA	BI	CP	NOTES
W E D N S D A Y	B'fast (time)						
	Lunch (time)						
	Dinner (time)						
	Other (time)						
	B'Time (time)						

	READING	BEFORE	AFTER	QA	BI	CP	NOTES
T H U R S D A Y	B'fast (time)						
	Lunch (time)						
	Dinner (time)						
	Other (time)						
	B'Time (time)						

	READING	BEFORE	AFTER	QA	BI	CP	NOTES
F R I D A Y	B'fast (time)						
	Lunch (time)						
	Dinner (time)						
	Other (time)						
	B'Time (time)						

	READING	BEFORE	AFTER	QA	BI	CP	NOTES
S A T U R D A Y	B'fast (time)						
	Lunch (time)						
	Dinner (time)						
	Other (time)						
	B'Time (time)						

	READING	BEFORE	AFTER	QA	BI	CP	NOTES
S U N D A Y	B'fast (time)						
	Lunch (time)						
	Dinner (time)						
	Other (time)						
	B'Time (time)						

_____

_____

_____

_____

_____

_____

	READING	BEFORE	AFTER	QA	BI	CP	NOTES
M O N D A Y	B'fast (time)						
	Lunch (time)						
	Dinner (time)						
	Other (time)						
	B'Time (time)						
	READING	**BEFORE**	**AFTER**	**QA**	**BI**	**CP**	**NOTES**
T U E S D A Y	B'fast (time)						
	Lunch (time)						
	Dinner (time)						
	Other (time)						
	B'Time (time)						
	READING	**BEFORE**	**AFTER**	**QA**	**BI**	**CP**	**NOTES**
W E D N S D A Y	B'fast (time)						
	Lunch (time)						
	Dinner (time)						
	Other (time)						
	B'Time (time)						
	READING	**BEFORE**	**AFTER**	**QA**	**BI**	**CP**	**NOTES**
T H U R S D A Y	B'fast (time)						
	Lunch (time)						
	Dinner (time)						
	Other (time)						
	B'Time (time)						

	READING	BEFORE	AFTER	QA	BI	CP	NOTES
F R I D A Y	B'fast (time)						
	Lunch (time)						
	Dinner (time)						
	Other (time)						
	B'Time (time)						

	READING	BEFORE	AFTER	QA	BI	CP	NOTES
S A T U R D A Y	B'fast (time)						
	Lunch (time)						
	Dinner (time)						
	Other (time)						
	B'Time (time)						

	READING	BEFORE	AFTER	QA	BI	CP	NOTES
S U N D A Y	B'fast (time)						
	Lunch (time)						
	Dinner (time)						
	Other (time)						
	B'Time (time)						

_____

_____

_____

_____

_____

_____

	READING	BEFORE	AFTER	QA	BI	CP	NOTES
M O N D A Y	B'fast (time)						
	Lunch (time)						
	Dinner (time)						
	Other (time)						
	B'Time (time)						

	READING	BEFORE	AFTER	QA	BI	CP	NOTES
T U E S D A Y	B'fast (time)						
	Lunch (time)						
	Dinner (time)						
	Other (time)						
	B'Time (time)						

	READING	BEFORE	AFTER	QA	BI	CP	NOTES
W E D N S D A Y	B'fast (time)						
	Lunch (time)						
	Dinner (time)						
	Other (time)						
	B'Time (time)						

	READING	BEFORE	AFTER	QA	BI	CP	NOTES
T H U R S D A Y	B'fast (time)						
	Lunch (time)						
	Dinner (time)						
	Other (time)						
	B'Time (time)						

	READING	BEFORE	AFTER	QA	BI	CP	NOTES
F R I D A Y	B'fast (time)						
	Lunch (time)						
	Dinner (time)						
	Other (time)						
	B'Time (time)						

	READING	BEFORE	AFTER	QA	BI	CP	NOTES
S A T U R D A Y	B'fast (time)						
	Lunch (time)						
	Dinner (time)						
	Other (time)						
	B'Time (time)						

	READING	BEFORE	AFTER	QA	BI	CP	NOTES
S U N D A Y	B'fast (time)						
	Lunch (time)						
	Dinner (time)						
	Other (time)						
	B'Time (time)						

_____

_____

_____

_____

_____

_____

	READING	BEFORE	AFTER	QA	BI	CP	NOTES
M O N D A Y	B'fast (time)						
	Lunch (time)						
	Dinner (time)						
	Other (time)						
	B'Time (time)						

	READING	BEFORE	AFTER	QA	BI	CP	NOTES
T U E S D A Y	B'fast (time)						
	Lunch (time)						
	Dinner (time)						
	Other (time)						
	B'Time (time)						

	READING	BEFORE	AFTER	QA	BI	CP	NOTES
W E D N S D A Y	B'fast (time)						
	Lunch (time)						
	Dinner (time)						
	Other (time)						
	B'Time (time)						

	READING	BEFORE	AFTER	QA	BI	CP	NOTES
T H U R S D A Y	B'fast (time)						
	Lunch (time)						
	Dinner (time)						
	Other (time)						
	B'Time (time)						

	READING	BEFORE	AFTER	QA	BI	CP	NOTES
F R I D A Y	B'fast (time)						
	Lunch (time)						
	Dinner (time)						
	Other (time)						
	B'Time (time)						

	READING	BEFORE	AFTER	QA	BI	CP	NOTES
S A T U R D A Y	B'fast (time)						
	Lunch (time)						
	Dinner (time)						
	Other (time)						
	B'Time (time)						

	READING	BEFORE	AFTER	QA	BI	CP	NOTES
S U N D A Y	B'fast (time)						
	Lunch (time)						
	Dinner (time)						
	Other (time)						
	B'Time (time)						

_____

_____

_____

_____

_____

_____

	READING	BEFORE	AFTER	QA	BI	CP	NOTES
M O N D A Y	B'fast (time)						
	Lunch (time)						
	Dinner (time)						
	Other (time)						
	B'Time (time)						

	READING	BEFORE	AFTER	QA	BI	CP	NOTES
T U E S D A Y	B'fast (time)						
	Lunch (time)						
	Dinner (time)						
	Other (time)						
	B'Time (time)						

	READING	BEFORE	AFTER	QA	BI	CP	NOTES
W E D N S D A Y	B'fast (time)						
	Lunch (time)						
	Dinner (time)						
	Other (time)						
	B'Time (time)						

	READING	BEFORE	AFTER	QA	BI	CP	NOTES
T H U R S D A Y	B'fast (time)						
	Lunch (time)						
	Dinner (time)						
	Other (time)						
	B'Time (time)						

	READING	BEFORE	AFTER	QA	BI	CP	NOTES
F R I D A Y	B'fast (time)						
	Lunch (time)						
	Dinner (time)						
	Other (time)						
	B'Time (time)						

	READING	BEFORE	AFTER	QA	BI	CP	NOTES
S A T U R D A Y	B'fast (time)						
	Lunch (time)						
	Dinner (time)						
	Other (time)						
	B'Time (time)						

	READING	BEFORE	AFTER	QA	BI	CP	NOTES
S U N D A Y	B'fast (time)						
	Lunch (time)						
	Dinner (time)						
	Other (time)						
	B'Time (time)						

_____

_____

_____

_____

_____

_____

	READING	BEFORE	AFTER	QA	BI	CP	NOTES
M O N D A Y	B'fast (time)						
	Lunch (time)						
	Dinner (time)						
	Other (time)						
	B'Time (time)						

	READING	BEFORE	AFTER	QA	BI	CP	NOTES
T U E S D A Y	B'fast (time)						
	Lunch (time)						
	Dinner (time)						
	Other (time)						
	B'Time (time)						

	READING	BEFORE	AFTER	QA	BI	CP	NOTES
W E D N S D A Y	B'fast (time)						
	Lunch (time)						
	Dinner (time)						
	Other (time)						
	B'Time (time)						

	READING	BEFORE	AFTER	QA	BI	CP	NOTES
T H U R S D A Y	B'fast (time)						
	Lunch (time)						
	Dinner (time)						
	Other (time)						
	B'Time (time)						

	READING	BEFORE	AFTER	QA	BI	CP	NOTES
F R I D A Y	B'fast (time)						
	Lunch (time)						
	Dinner (time)						
	Other (time)						
	B'Time (time)						

	READING	BEFORE	AFTER	QA	BI	CP	NOTES
S A T U R D A Y	B'fast (time)						
	Lunch (time)						
	Dinner (time)						
	Other (time)						
	B'Time (time)						

	READING	BEFORE	AFTER	QA	BI	CP	NOTES
S U N D A Y	B'fast (time)						
	Lunch (time)						
	Dinner (time)						
	Other (time)						
	B'Time (time)						

_____

_____

_____

_____

_____

_____

	READING	BEFORE	AFTER	QA	BI	CP		NOTES
M O N D A Y	B'fast (time)							
	Lunch (time)							
	Dinner (time)							
	Other (time)							
	B'Time (time)							

	READING	BEFORE	AFTER	QA	BI	CP		NOTES
T U E S D A Y	B'fast (time)							
	Lunch (time)							
	Dinner (time)							
	Other (time)							
	B'Time (time)							

	READING	BEFORE	AFTER	QA	BI	CP		NOTES
W E D N S D A Y	B'fast (time)							
	Lunch (time)							
	Dinner (time)							
	Other (time)							
	B'Time (time)							

	READING	BEFORE	AFTER	QA	BI	CP		NOTES
T H U R S D A Y	B'fast (time)							
	Lunch (time)							
	Dinner (time)							
	Other (time)							
	B'Time (time)							

	READING	BEFORE	AFTER	QA	BI	CP	NOTES
F R I D A Y	B'fast (time)						
	Lunch (time)						
	Dinner (time)						
	Other (time)						
	B'Time (time)						

	READING	BEFORE	AFTER	QA	BI	CP	NOTES
S A T U R D A Y	B'fast (time)						
	Lunch (time)						
	Dinner (time)						
	Other (time)						
	B'Time (time)						

	READING	BEFORE	AFTER	QA	BI	CP	NOTES
S U N D A Y	B'fast (time)						
	Lunch (time)						
	Dinner (time)						
	Other (time)						
	B'Time (time)						

_____

_____

_____

_____

_____

_____

	READING	BEFORE	AFTER	QA	BI	CP	NOTES
M O N D A Y	B'fast (time)						
	Lunch (time)						
	Dinner (time)						
	Other (time)						
	B'Time (time)						

	READING	BEFORE	AFTER	QA	BI	CP	NOTES
T U E S D A Y	B'fast (time)						
	Lunch (time)						
	Dinner (time)						
	Other (time)						
	B'Time (time)						

	READING	BEFORE	AFTER	QA	BI	CP	NOTES
W E D N S D A Y	B'fast (time)						
	Lunch (time)						
	Dinner (time)						
	Other (time)						
	B'Time (time)						

	READING	BEFORE	AFTER	QA	BI	CP	NOTES
T H U R S D A Y	B'fast (time)						
	Lunch (time)						
	Dinner (time)						
	Other (time)						
	B'Time (time)						

	READING	BEFORE	AFTER	QA	BI	CP	NOTES
F R I D A Y	B'fast (time)						
	Lunch (time)						
	Dinner (time)						
	Other (time)						
	B'Time (time)						

	READING	BEFORE	AFTER	QA	BI	CP	NOTES
S A T U R D A Y	B'fast (time)						
	Lunch (time)						
	Dinner (time)						
	Other (time)						
	B'Time (time)						

	READING	BEFORE	AFTER	QA	BI	CP	NOTES
S U N D A Y	B'fast (time)						
	Lunch (time)						
	Dinner (time)						
	Other (time)						
	B'Time (time)						

	READING	BEFORE	AFTER	QA	BI	CP	NOTES
M O N D A Y	B'fast (time)						
	Lunch (time)						
	Dinner (time)						
	Other (time)						
	B'Time (time)						

	READING	BEFORE	AFTER	QA	BI	CP	NOTES
T U E S D A Y	B'fast (time)						
	Lunch (time)						
	Dinner (time)						
	Other (time)						
	B'Time (time)						

	READING	BEFORE	AFTER	QA	BI	CP	NOTES
W E D N S D A Y	B'fast (time)						
	Lunch (time)						
	Dinner (time)						
	Other (time)						
	B'Time (time)						

	READING	BEFORE	AFTER	QA	BI	CP	NOTES
T H U R S D A Y	B'fast (time)						
	Lunch (time)						
	Dinner (time)						
	Other (time)						
	B'Time (time)						

	READING	BEFORE	AFTER	QA	BI	CP	NOTES
F R I D A Y	B'fast (time)						
	Lunch (time)						
	Dinner (time)						
	Other (time)						
	B'Time (time)						

	READING	BEFORE	AFTER	QA	BI	CP	NOTES
S A T U R D A Y	B'fast (time)						
	Lunch (time)						
	Dinner (time)						
	Other (time)						
	B'Time (time)						

	READING	BEFORE	AFTER	QA	BI	CP	NOTES
S U N D A Y	B'fast (time)						
	Lunch (time)						
	Dinner (time)						
	Other (time)						
	B'Time (time)						

_____

_____

_____

_____

_____

_____

_____

	READING	BEFORE	AFTER	QA	BI	CP	NOTES
M O N D A Y	B'fast (time)						
	Lunch (time)						
	Dinner (time)						
	Other (time)						
	B'Time (time)						

	READING	BEFORE	AFTER	QA	BI	CP	NOTES
T U E S D A Y	B'fast (time)						
	Lunch (time)						
	Dinner (time)						
	Other (time)						
	B'Time (time)						

	READING	BEFORE	AFTER	QA	BI	CP	NOTES
W E D N S D A Y	B'fast (time)						
	Lunch (time)						
	Dinner (time)						
	Other (time)						
	B'Time (time)						

	READING	BEFORE	AFTER	QA	BI	CP	NOTES
T H U R S D A Y	B'fast (time)						
	Lunch (time)						
	Dinner (time)						
	Other (time)						
	B'Time (time)						

	READING	BEFORE	AFTER	QA	BI	CP	NOTES
F R I D A Y	B'fast (time)						
	Lunch (time)						
	Dinner (time)						
	Other (time)						
	B'Time (time)						

	READING	BEFORE	AFTER	QA	BI	CP	NOTES
S A T U R D A Y	B'fast (time)						
	Lunch (time)						
	Dinner (time)						
	Other (time)						
	B'Time (time)						

	READING	BEFORE	AFTER	QA	BI	CP	NOTES
S U N D A Y	B'fast (time)						
	Lunch (time)						
	Dinner (time)						
	Other (time)						
	B'Time (time)						

_____

_____

_____

_____

_____

_____

	READING	BEFORE	AFTER	QA	BI	CP	NOTES
M O N D A Y	B'fast (time)						
	Lunch (time)						
	Dinner (time)						
	Other (time)						
	B'Time (time)						

	READING	BEFORE	AFTER	QA	BI	CP	NOTES
T U E S D A Y	B'fast (time)						
	Lunch (time)						
	Dinner (time)						
	Other (time)						
	B'Time (time)						

	READING	BEFORE	AFTER	QA	BI	CP	NOTES
W E D N S D A Y	B'fast (time)						
	Lunch (time)						
	Dinner (time)						
	Other (time)						
	B'Time (time)						

	READING	BEFORE	AFTER	QA	BI	CP	NOTES
T H U R S D A Y	B'fast (time)						
	Lunch (time)						
	Dinner (time)						
	Other (time)						
	B'Time (time)						

	READING	BEFORE	AFTER	QA	BI	CP	NOTES
F R I D A Y	B'fast (time)						
	Lunch (time)						
	Dinner (time)						
	Other (time)						
	B'Time (time)						

	READING	BEFORE	AFTER	QA	BI	CP	NOTES
S A T U R D A Y	B'fast (time)						
	Lunch (time)						
	Dinner (time)						
	Other (time)						
	B'Time (time)						

	READING	BEFORE	AFTER	QA	BI	CP	NOTES
S U N D A Y	B'fast (time)						
	Lunch (time)						
	Dinner (time)						
	Other (time)						
	B'Time (time)						

_____

_____

_____

_____

_____

_____

	READING	BEFORE	AFTER	QA	BI	CP	NOTES
M O N D A Y	B'fast (time)						
	Lunch (time)						
	Dinner (time)						
	Other (time)						
	B'Time (time)						

	READING	BEFORE	AFTER	QA	BI	CP	NOTES
T U E S D A Y	B'fast (time)						
	Lunch (time)						
	Dinner (time)						
	Other (time)						
	B'Time (time)						

	READING	BEFORE	AFTER	QA	BI	CP	NOTES
W E D N S D A Y	B'fast (time)						
	Lunch (time)						
	Dinner (time)						
	Other (time)						
	B'Time (time)						

	READING	BEFORE	AFTER	QA	BI	CP	NOTES
T H U R S D A Y	B'fast (time)						
	Lunch (time)						
	Dinner (time)						
	Other (time)						
	B'Time (time)						

	READING	BEFORE	AFTER	QA	BI	CP	NOTES
F R I D A Y	B'fast (time)						
	Lunch (time)						
	Dinner (time)						
	Other (time)						
	B'Time (time)						

	READING	BEFORE	AFTER	QA	BI	CP	NOTES
S A T U R D A Y	B'fast (time)						
	Lunch (time)						
	Dinner (time)						
	Other (time)						
	B'Time (time)						

	READING	BEFORE	AFTER	QA	BI	CP	NOTES
S U N D A Y	B'fast (time)						
	Lunch (time)						
	Dinner (time)						
	Other (time)						
	B'Time (time)						

_____

_____

_____

_____

_____

_____

	READING	BEFORE	AFTER	QA	BI	CP	NOTES
M O N D A Y	B'fast (time)						
	Lunch (time)						
	Dinner (time)						
	Other (time)						
	B'Time (time)						

	READING	BEFORE	AFTER	QA	BI	CP	NOTES
T U E S D A Y	B'fast (time)						
	Lunch (time)						
	Dinner (time)						
	Other (time)						
	B'Time (time)						

	READING	BEFORE	AFTER	QA	BI	CP	NOTES
W E D N S D A Y	B'fast (time)						
	Lunch (time)						
	Dinner (time)						
	Other (time)						
	B'Time (time)						

	READING	BEFORE	AFTER	QA	BI	CP	NOTES
T H U R S D A Y	B'fast (time)						
	Lunch (time)						
	Dinner (time)						
	Other (time)						
	B'Time (time)						

	READING	BEFORE	AFTER	QA	BI	CP	NOTES
F R I D A Y	B'fast (time)						
	Lunch (time)						
	Dinner (time)						
	Other (time)						
	B'Time (time)						

	READING	BEFORE	AFTER	QA	BI	CP	NOTES
S A T U R D A Y	B'fast (time)						
	Lunch (time)						
	Dinner (time)						
	Other (time)						
	B'Time (time)						

	READING	BEFORE	AFTER	QA	BI	CP	NOTES
S U N D A Y	B'fast (time)						
	Lunch (time)						
	Dinner (time)						
	Other (time)						
	B'Time (time)						

_____

_____

_____

_____

_____

_____

	READING	BEFORE	AFTER	QA	BI	CP	NOTES
M O N D A Y	B'fast (time)						
	Lunch (time)						
	Dinner (time)						
	Other (time)						
	B'Time (time)						

	READING	BEFORE	AFTER	QA	BI	CP	NOTES
T U E S D A Y	B'fast (time)						
	Lunch (time)						
	Dinner (time)						
	Other (time)						
	B'Time (time)						

	READING	BEFORE	AFTER	QA	BI	CP	NOTES
W E D N S D A Y	B'fast (time)						
	Lunch (time)						
	Dinner (time)						
	Other (time)						
	B'Time (time)						

	READING	BEFORE	AFTER	QA	BI	CP	NOTES
T H U R S D A Y	B'fast (time)						
	Lunch (time)						
	Dinner (time)						
	Other (time)						
	B'Time (time)						

FRIDAY	READING	BEFORE	AFTER	QA	BI	CP	NOTES
	B'fast (time)						
	Lunch (time)						
	Dinner (time)						
	Other (time)						
	B'Time (time)						

SATURDAY	READING	BEFORE	AFTER	QA	BI	CP	NOTES
	B'fast (time)						
	Lunch (time)						
	Dinner (time)						
	Other (time)						
	B'Time (time)						

SUNDAY	READING	BEFORE	AFTER	QA	BI	CP	NOTES
	B'fast (time)						
	Lunch (time)						
	Dinner (time)						
	Other (time)						
	B'Time (time)						

_____
_____
_____
_____
_____
_____

	READING	BEFORE	AFTER	QA	BI	CP	NOTES
M O N D A Y	B'fast (time)						
	Lunch (time)						
	Dinner (time)						
	Other (time)						
	B'Time (time)						

	READING	BEFORE	AFTER	QA	BI	CP	NOTES
T U E S D A Y	B'fast (time)						
	Lunch (time)						
	Dinner (time)						
	Other (time)						
	B'Time (time)						

	READING	BEFORE	AFTER	QA	BI	CP	NOTES
W E D N S D A Y	B'fast (time)						
	Lunch (time)						
	Dinner (time)						
	Other (time)						
	B'Time (time)						

	READING	BEFORE	AFTER	QA	BI	CP	NOTES
T H U R S D A Y	B'fast (time)						
	Lunch (time)						
	Dinner (time)						
	Other (time)						
	B'Time (time)						

	READING	BEFORE	AFTER	QA	BI	CP	NOTES
F R I D A Y	B'fast (time)						
	Lunch (time)						
	Dinner (time)						
	Other (time)						
	B'Time (time)						

	READING	BEFORE	AFTER	QA	BI	CP	NOTES
S A T U R D A Y	B'fast (time)						
	Lunch (time)						
	Dinner (time)						
	Other (time)						
	B'Time (time)						

	READING	BEFORE	AFTER	QA	BI	CP	NOTES
S U N D A Y	B'fast (time)						
	Lunch (time)						
	Dinner (time)						
	Other (time)						
	B'Time (time)						

	READING	BEFORE	AFTER	QA	BI	CP	NOTES
M O N D A Y	B'fast (time)						
	Lunch (time)						
	Dinner (time)						
	Other (time)						
	B'Time (time)						

	READING	BEFORE	AFTER	QA	BI	CP	NOTES
T U E S D A Y	B'fast (time)						
	Lunch (time)						
	Dinner (time)						
	Other (time)						
	B'Time (time)						

	READING	BEFORE	AFTER	QA	BI	CP	NOTES
W E D N S D A Y	B'fast (time)						
	Lunch (time)						
	Dinner (time)						
	Other (time)						
	B'Time (time)						

	READING	BEFORE	AFTER	QA	BI	CP	NOTES
T H U R S D A Y	B'fast (time)						
	Lunch (time)						
	Dinner (time)						
	Other (time)						
	B'Time (time)						

	READING	BEFORE	AFTER	QA	BI	CP	NOTES
F R I D A Y	B'fast (time)						
	Lunch (time)						
	Dinner (time)						
	Other (time)						
	B'Time (time)						

	READING	BEFORE	AFTER	QA	BI	CP	NOTES
S A T U R D A Y	B'fast (time)						
	Lunch (time)						
	Dinner (time)						
	Other (time)						
	B'Time (time)						

	READING	BEFORE	AFTER	QA	BI	CP	NOTES
S U N D A Y	B'fast (time)						
	Lunch (time)						
	Dinner (time)						
	Other (time)						
	B'Time (time)						

_____

_____

_____

_____

_____

_____

	READING	BEFORE	AFTER	QA	BI	CP	NOTES
M O N D A Y	B'fast (time)						
	Lunch (time)						
	Dinner (time)						
	Other (time)						
	B'Time (time)						

	READING	BEFORE	AFTER	QA	BI	CP	NOTES
T U E S D A Y	B'fast (time)						
	Lunch (time)						
	Dinner (time)						
	Other (time)						
	B'Time (time)						

	READING	BEFORE	AFTER	QA	BI	CP	NOTES
W E D N S D A Y	B'fast (time)						
	Lunch (time)						
	Dinner (time)						
	Other (time)						
	B'Time (time)						

	READING	BEFORE	AFTER	QA	BI	CP	NOTES
T H U R S D A Y	B'fast (time)						
	Lunch (time)						
	Dinner (time)						
	Other (time)						
	B'Time (time)						

	READING	BEFORE	AFTER	QA	BI	CP	NOTES
F R I D A Y	B'fast (time)						
	Lunch (time)						
	Dinner (time)						
	Other (time)						
	B'Time (time)						

	READING	BEFORE	AFTER	QA	BI	CP	NOTES
S A T U R D A Y	B'fast (time)						
	Lunch (time)						
	Dinner (time)						
	Other (time)						
	B'Time (time)						

	READING	BEFORE	AFTER	QA	BI	CP	NOTES
S U N D A Y	B'fast (time)						
	Lunch (time)						
	Dinner (time)						
	Other (time)						
	B'Time (time)						

_____

_____

_____

_____

_____

_____

_____

	READING	BEFORE	AFTER	QA	BI	CP	NOTES
M O N D A Y	B'fast (time)						
	Lunch (time)						
	Dinner (time)						
	Other (time)						
	B'Time (time)						

	READING	BEFORE	AFTER	QA	BI	CP	NOTES
T U E S D A Y	B'fast (time)						
	Lunch (time)						
	Dinner (time)						
	Other (time)						
	B'Time (time)						

	READING	BEFORE	AFTER	QA	BI	CP	NOTES
W E D N S D A Y	B'fast (time)						
	Lunch (time)						
	Dinner (time)						
	Other (time)						
	B'Time (time)						

	READING	BEFORE	AFTER	QA	BI	CP	NOTES
T H U R S D A Y	B'fast (time)						
	Lunch (time)						
	Dinner (time)						
	Other (time)						
	B'Time (time)						

	READING	BEFORE	AFTER	QA	BI	CP	NOTES
F R I D A Y	B'fast (time)						
	Lunch (time)						
	Dinner (time)						
	Other (time)						
	B'Time (time)						

	READING	BEFORE	AFTER	QA	BI	CP	NOTES
S A T U R D A Y	B'fast (time)						
	Lunch (time)						
	Dinner (time)						
	Other (time)						
	B'Time (time)						

	READING	BEFORE	AFTER	QA	BI	CP	NOTES
S U N D A Y	B'fast (time)						
	Lunch (time)						
	Dinner (time)						
	Other (time)						
	B'Time (time)						

_____

_____

_____

_____

_____

_____

	READING	BEFORE	AFTER	QA	BI	CP	NOTES
M O N D A Y	B'fast (time)						
	Lunch (time)						
	Dinner (time)						
	Other (time)						
	B'Time (time)						

	READING	BEFORE	AFTER	QA	BI	CP	NOTES
T U E S D A Y	B'fast (time)						
	Lunch (time)						
	Dinner (time)						
	Other (time)						
	B'Time (time)						

	READING	BEFORE	AFTER	QA	BI	CP	NOTES
W E D N S D A Y	B'fast (time)						
	Lunch (time)						
	Dinner (time)						
	Other (time)						
	B'Time (time)						

	READING	BEFORE	AFTER	QA	BI	CP	NOTES
T H U R S D A Y	B'fast (time)						
	Lunch (time)						
	Dinner (time)						
	Other (time)						
	B'Time (time)						

	READING	BEFORE	AFTER	QA	BI	CP	NOTES
F R I D A Y	B'fast (time)						
	Lunch (time)						
	Dinner (time)						
	Other (time)						
	B'Time (time)						

	READING	BEFORE	AFTER	QA	BI	CP	NOTES
S A T U R D A Y	B'fast (time)						
	Lunch (time)						
	Dinner (time)						
	Other (time)						
	B'Time (time)						

	READING	BEFORE	AFTER	QA	BI	CP	NOTES
S U N D A Y	B'fast (time)						
	Lunch (time)						
	Dinner (time)						
	Other (time)						
	B'Time (time)						

_____

_____

_____

_____

_____

_____

	READING	BEFORE	AFTER	QA	BI	CP	NOTES
M O N D A Y	B'fast (time)						
	Lunch (time)						
	Dinner (time)						
	Other (time)						
	B'Time (time)						

	READING	BEFORE	AFTER	QA	BI	CP	NOTES
T U E S D A Y	B'fast (time)						
	Lunch (time)						
	Dinner (time)						
	Other (time)						
	B'Time (time)						

	READING	BEFORE	AFTER	QA	BI	CP	NOTES
W E D N S D A Y	B'fast (time)						
	Lunch (time)						
	Dinner (time)						
	Other (time)						
	B'Time (time)						

	READING	BEFORE	AFTER	QA	BI	CP	NOTES
T H U R S D A Y	B'fast (time)						
	Lunch (time)						
	Dinner (time)						
	Other (time)						
	B'Time (time)						

	READING	BEFORE	AFTER	QA	BI	CP	NOTES
F R I D A Y	B'fast (time)						
	Lunch (time)						
	Dinner (time)						
	Other (time)						
	B'Time (time)						

	READING	BEFORE	AFTER	QA	BI	CP	NOTES
S A T U R D A Y	B'fast (time)						
	Lunch (time)						
	Dinner (time)						
	Other (time)						
	B'Time (time)						

	READING	BEFORE	AFTER	QA	BI	CP	NOTES
S U N D A Y	B'fast (time)						
	Lunch (time)						
	Dinner (time)						
	Other (time)						
	B'Time (time)						

_____

_____

_____

_____

_____

_____

	READING	BEFORE	AFTER	QA	BI	CP	NOTES
M O N D A Y	B'fast (time)						
	Lunch (time)						
	Dinner (time)						
	Other (time)						
	B'Time (time)						

	READING	BEFORE	AFTER	QA	BI	CP	NOTES
T U E S D A Y	B'fast (time)						
	Lunch (time)						
	Dinner (time)						
	Other (time)						
	B'Time (time)						

	READING	BEFORE	AFTER	QA	BI	CP	NOTES
W E D N S D A Y	B'fast (time)						
	Lunch (time)						
	Dinner (time)						
	Other (time)						
	B'Time (time)						

	READING	BEFORE	AFTER	QA	BI	CP	NOTES
T H U R S D A Y	B'fast (time)						
	Lunch (time)						
	Dinner (time)						
	Other (time)						
	B'Time (time)						

	READING	BEFORE	AFTER	QA	BI	CP	NOTES
F R I D A Y	B'fast (time)						
	Lunch (time)						
	Dinner (time)						
	Other (time)						
	B'Time (time)						

	READING	BEFORE	AFTER	QA	BI	CP	NOTES
S A T U R D A Y	B'fast (time)						
	Lunch (time)						
	Dinner (time)						
	Other (time)						
	B'Time (time)						

	READING	BEFORE	AFTER	QA	BI	CP	NOTES
S U N D A Y	B'fast (time)						
	Lunch (time)						
	Dinner (time)						
	Other (time)						
	B'Time (time)						

_____
_____
_____
_____
_____
_____

	READING	BEFORE	AFTER	QA	BI	CP	NOTES
M O N D A Y	B'fast (time)						
	Lunch (time)						
	Dinner (time)						
	Other (time)						
	B'Time (time)						

	READING	BEFORE	AFTER	QA	BI	CP	NOTES
T U E S D A Y	B'fast (time)						
	Lunch (time)						
	Dinner (time)						
	Other (time)						
	B'Time (time)						

	READING	BEFORE	AFTER	QA	BI	CP	NOTES
W E D N S D A Y	B'fast (time)						
	Lunch (time)						
	Dinner (time)						
	Other (time)						
	B'Time (time)						

	READING	BEFORE	AFTER	QA	BI	CP	NOTES
T H U R S D A Y	B'fast (time)						
	Lunch (time)						
	Dinner (time)						
	Other (time)						
	B'Time (time)						

FRIDAY	READING	BEFORE	AFTER	QA	BI	CP	NOTES
	B'fast (time)						
	Lunch (time)						
	Dinner (time)						
	Other (time)						
	B'Time (time)						

SATURDAY	READING	BEFORE	AFTER	QA	BI	CP	NOTES
	B'fast (time)						
	Lunch (time)						
	Dinner (time)						
	Other (time)						
	B'Time (time)						

SUNDAY	READING	BEFORE	AFTER	QA	BI	CP	NOTES
	B'fast (time)						
	Lunch (time)						
	Dinner (time)						
	Other (time)						
	B'Time (time)						

_____
_____
_____
_____
_____
_____

	READING	BEFORE	AFTER	QA	BI	CP	NOTES
M O N D A Y	B'fast (time)						
	Lunch (time)						
	Dinner (time)						
	Other (time)						
	B'Time (time)						

	READING	BEFORE	AFTER	QA	BI	CP	NOTES
T U E S D A Y	B'fast (time)						
	Lunch (time)						
	Dinner (time)						
	Other (time)						
	B'Time (time)						

	READING	BEFORE	AFTER	QA	BI	CP	NOTES
W E D N S D A Y	B'fast (time)						
	Lunch (time)						
	Dinner (time)						
	Other (time)						
	B'Time (time)						

	READING	BEFORE	AFTER	QA	BI	CP	NOTES
T H U R S D A Y	B'fast (time)						
	Lunch (time)						
	Dinner (time)						
	Other (time)						
	B'Time (time)						

	READING	BEFORE	AFTER	QA	BI	CP	NOTES
F R I D A Y	B'fast (time)						
	Lunch (time)						
	Dinner (time)						
	Other (time)						
	B'Time (time)						

	READING	BEFORE	AFTER	QA	BI	CP	NOTES
S A T U R D A Y	B'fast (time)						
	Lunch (time)						
	Dinner (time)						
	Other (time)						
	B'Time (time)						

	READING	BEFORE	AFTER	QA	BI	CP	NOTES
S U N D A Y	B'fast (time)						
	Lunch (time)						
	Dinner (time)						
	Other (time)						
	B'Time (time)						

_____

_____

_____

_____

_____

_____

	READING	BEFORE	AFTER	QA	BI	CP	NOTES
M O N D A Y	B'fast (time)						
	Lunch (time)						
	Dinner (time)						
	Other (time)						
	B'Time (time)						

	READING	BEFORE	AFTER	QA	BI	CP	NOTES
T U E S D A Y	B'fast (time)						
	Lunch (time)						
	Dinner (time)						
	Other (time)						
	B'Time (time)						

	READING	BEFORE	AFTER	QA	BI	CP	NOTES
W E D N S D A Y	B'fast (time)						
	Lunch (time)						
	Dinner (time)						
	Other (time)						
	B'Time (time)						

	READING	BEFORE	AFTER	QA	BI	CP	NOTES
T H U R S D A Y	B'fast (time)						
	Lunch (time)						
	Dinner (time)						
	Other (time)						
	B'Time (time)						

FRIDAY	READING	BEFORE	AFTER	QA	BI	CP	NOTES
	B'fast (time)						
	Lunch (time)						
	Dinner (time)						
	Other (time)						
	B'Time (time)						

SATURDAY	READING	BEFORE	AFTER	QA	BI	CP	NOTES
	B'fast (time)						
	Lunch (time)						
	Dinner (time)						
	Other (time)						
	B'Time (time)						

SUNDAY	READING	BEFORE	AFTER	QA	BI	CP	NOTES
	B'fast (time)						
	Lunch (time)						
	Dinner (time)						
	Other (time)						
	B'Time (time)						

	READING	BEFORE	AFTER	QA	BI	CP	NOTES
M O N D A Y	B'fast (time)						
	Lunch (time)						
	Dinner (time)						
	Other (time)						
	B'Time (time)						

	READING	BEFORE	AFTER	QA	BI	CP	NOTES
T U E S D A Y	B'fast (time)						
	Lunch (time)						
	Dinner (time)						
	Other (time)						
	B'Time (time)						

	READING	BEFORE	AFTER	QA	BI	CP	NOTES
W E D N S D A Y	B'fast (time)						
	Lunch (time)						
	Dinner (time)						
	Other (time)						
	B'Time (time)						

	READING	BEFORE	AFTER	QA	BI	CP	NOTES
T H U R S D A Y	B'fast (time)						
	Lunch (time)						
	Dinner (time)						
	Other (time)						
	B'Time (time)						

	READING	BEFORE	AFTER	QA	BI	CP	NOTES
F R I D A Y	B'fast (time)						
	Lunch (time)						
	Dinner (time)						
	Other (time)						
	B'Time (time)						

	READING	BEFORE	AFTER	QA	BI	CP	NOTES
S A T U R D A Y	B'fast (time)						
	Lunch (time)						
	Dinner (time)						
	Other (time)						
	B'Time (time)						

	READING	BEFORE	AFTER	QA	BI	CP	NOTES
S U N D A Y	B'fast (time)						
	Lunch (time)						
	Dinner (time)						
	Other (time)						
	B'Time (time)						

	READING	BEFORE	AFTER	QA	BI	CP	NOTES
M O N D A Y	B'fast (time)						
	Lunch (time)						
	Dinner (time)						
	Other (time)						
	B'Time (time)						

	READING	BEFORE	AFTER	QA	BI	CP	NOTES
T U E S D A Y	B'fast (time)						
	Lunch (time)						
	Dinner (time)						
	Other (time)						
	B'Time (time)						

	READING	BEFORE	AFTER	QA	BI	CP	NOTES
W E D N S D A Y	B'fast (time)						
	Lunch (time)						
	Dinner (time)						
	Other (time)						
	B'Time (time)						

	READING	BEFORE	AFTER	QA	BI	CP	NOTES
T H U R S D A Y	B'fast (time)						
	Lunch (time)						
	Dinner (time)						
	Other (time)						
	B'Time (time)						

READING	BEFORE	AFTER	QA	BI	CP	NOTES
FRIDAY B'fast (time)						
Lunch (time)						
Dinner (time)						
Other (time)						
B'Time (time)						

READING	BEFORE	AFTER	QA	BI	CP	NOTES
SATURDAY B'fast (time)						
Lunch (time)						
Dinner (time)						
Other (time)						
B'Time (time)						

READING	BEFORE	AFTER	QA	BI	CP	NOTES
SUNDAY B'fast (time)						
Lunch (time)						
Dinner (time)						
Other (time)						
B'Time (time)						

	READING	BEFORE	AFTER	QA	BI	CP	NOTES
M O N D A Y	B'fast (time)						
	Lunch (time)						
	Dinner (time)						
	Other (time)						
	B'Time (time)						

	READING	BEFORE	AFTER	QA	BI	CP	NOTES
T U E S D A Y	B'fast (time)						
	Lunch (time)						
	Dinner (time)						
	Other (time)						
	B'Time (time)						

	READING	BEFORE	AFTER	QA	BI	CP	NOTES
W E D N S D A Y	B'fast (time)						
	Lunch (time)						
	Dinner (time)						
	Other (time)						
	B'Time (time)						

	READING	BEFORE	AFTER	QA	BI	CP	NOTES
T H U R S D A Y	B'fast (time)						
	Lunch (time)						
	Dinner (time)						
	Other (time)						
	B'Time (time)						

	READING	BEFORE	AFTER	QA	BI	CP	NOTES
F R I D A Y	B'fast (time)						
	Lunch (time)						
	Dinner (time)						
	Other (time)						
	B'Time (time)						

	READING	BEFORE	AFTER	QA	BI	CP	NOTES
S A T U R D A Y	B'fast (time)						
	Lunch (time)						
	Dinner (time)						
	Other (time)						
	B'Time (time)						

	READING	BEFORE	AFTER	QA	BI	CP	NOTES
S U N D A Y	B'fast (time)						
	Lunch (time)						
	Dinner (time)						
	Other (time)						
	B'Time (time)						

_____

_____

_____

_____

_____

_____

	READING	BEFORE	AFTER	QA	BI	CP	NOTES
M O N D A Y	B'fast (time)						
	Lunch (time)						
	Dinner (time)						
	Other (time)						
	B'Time (time)						

	READING	BEFORE	AFTER	QA	BI	CP	NOTES
T U E S D A Y	B'fast (time)						
	Lunch (time)						
	Dinner (time)						
	Other (time)						
	B'Time (time)						

	READING	BEFORE	AFTER	QA	BI	CP	NOTES
W E D N S D A Y	B'fast (time)						
	Lunch (time)						
	Dinner (time)						
	Other (time)						
	B'Time (time)						

	READING	BEFORE	AFTER	QA	BI	CP	NOTES
T H U R S D A Y	B'fast (time)						
	Lunch (time)						
	Dinner (time)						
	Other (time)						
	B'Time (time)						

	READING	BEFORE	AFTER	QA	BI	CP	NOTES
F R I D A Y	B'fast (time)						
	Lunch (time)						
	Dinner (time)						
	Other (time)						
	B'Time (time)						

	READING	BEFORE	AFTER	QA	BI	CP	NOTES
S A T U R D A Y	B'fast (time)						
	Lunch (time)						
	Dinner (time)						
	Other (time)						
	B'Time (time)						

	READING	BEFORE	AFTER	QA	BI	CP	NOTES
S U N D A Y	B'fast (time)						
	Lunch (time)						
	Dinner (time)						
	Other (time)						
	B'Time (time)						

_____

_____

_____

_____

_____

_____

	READING	BEFORE	AFTER	QA	BI	CP	NOTES
M O N D A Y	B'fast (time)						
	Lunch (time)						
	Dinner (time)						
	Other (time)						
	B'Time (time)						

	READING	BEFORE	AFTER	QA	BI	CP	NOTES
T U E S D A Y	B'fast (time)						
	Lunch (time)						
	Dinner (time)						
	Other (time)						
	B'Time (time)						

	READING	BEFORE	AFTER	QA	BI	CP	NOTES
W E D N S D A Y	B'fast (time)						
	Lunch (time)						
	Dinner (time)						
	Other (time)						
	B'Time (time)						

	READING	BEFORE	AFTER	QA	BI	CP	NOTES
T H U R S D A Y	B'fast (time)						
	Lunch (time)						
	Dinner (time)						
	Other (time)						
	B'Time (time)						

	READING	BEFORE	AFTER	QA	BI	CP	NOTES
F R I D A Y	B'fast (time)						
	Lunch (time)						
	Dinner (time)						
	Other (time)						
	B'Time (time)						

	READING	BEFORE	AFTER	QA	BI	CP	NOTES
S A T U R D A Y	B'fast (time)						
	Lunch (time)						
	Dinner (time)						
	Other (time)						
	B'Time (time)						

	READING	BEFORE	AFTER	QA	BI	CP	NOTES
S U N D A Y	B'fast (time)						
	Lunch (time)						
	Dinner (time)						
	Other (time)						
	B'Time (time)						

_____

_____

_____

_____

_____

MONDAY	READING	BEFORE	AFTER	QA	BI	CP	NOTES
	B'fast (time)						
	Lunch (time)						
	Dinner (time)						
	Other (time)						
	B'Time (time)						

TUESDAY	READING	BEFORE	AFTER	QA	BI	CP	NOTES
	B'fast (time)						
	Lunch (time)						
	Dinner (time)						
	Other (time)						
	B'Time (time)						

WEDNSDAY	READING	BEFORE	AFTER	QA	BI	CP	NOTES
	B'fast (time)						
	Lunch (time)						
	Dinner (time)						
	Other (time)						
	B'Time (time)						

THURSDAY	READING	BEFORE	AFTER	QA	BI	CP	NOTES
	B'fast (time)						
	Lunch (time)						
	Dinner (time)						
	Other (time)						
	B'Time (time)						

	READING	BEFORE	AFTER	QA	BI	CP	NOTES
F R I D A Y	B'fast (time)						
	Lunch (time)						
	Dinner (time)						
	Other (time)						
	B'Time (time)						

	READING	BEFORE	AFTER	QA	BI	CP	NOTES
S A T U R D A Y	B'fast (time)						
	Lunch (time)						
	Dinner (time)						
	Other (time)						
	B'Time (time)						

	READING	BEFORE	AFTER	QA	BI	CP	NOTES
S U N D A Y	B'fast (time)						
	Lunch (time)						
	Dinner (time)						
	Other (time)						
	B'Time (time)						

_____

_____

_____

_____

_____

_____

	READING	BEFORE	AFTER	QA	BI	CP	NOTES
M O N D A Y	B'fast (time)						
	Lunch (time)						
	Dinner (time)						
	Other (time)						
	B'Time (time)						

	READING	BEFORE	AFTER	QA	BI	CP	NOTES
T U E S D A Y	B'fast (time)						
	Lunch (time)						
	Dinner (time)						
	Other (time)						
	B'Time (time)						

	READING	BEFORE	AFTER	QA	BI	CP	NOTES
W E D N S D A Y	B'fast (time)						
	Lunch (time)						
	Dinner (time)						
	Other (time)						
	B'Time (time)						

	READING	BEFORE	AFTER	QA	BI	CP	NOTES
T H U R S D A Y	B'fast (time)						
	Lunch (time)						
	Dinner (time)						
	Other (time)						
	B'Time (time)						

	READING	BEFORE	AFTER	QA	BI	CP	NOTES
F R I D A Y	B'fast (time)						
	Lunch (time)						
	Dinner (time)						
	Other (time)						
	B'Time (time)						

	READING	BEFORE	AFTER	QA	BI	CP	NOTES
S A T U R D A Y	B'fast (time)						
	Lunch (time)						
	Dinner (time)						
	Other (time)						
	B'Time (time)						

	READING	BEFORE	AFTER	QA	BI	CP	NOTES
S U N D A Y	B'fast (time)						
	Lunch (time)						
	Dinner (time)						
	Other (time)						
	B'Time (time)						

	READING	BEFORE	AFTER	QA	BI	CP	NOTES
M O N D A Y	B'fast (time)						
	Lunch (time)						
	Dinner (time)						
	Other (time)						
	B'Time (time)						

	READING	BEFORE	AFTER	QA	BI	CP	NOTES
T U E S D A Y	B'fast (time)						
	Lunch (time)						
	Dinner (time)						
	Other (time)						
	B'Time (time)						

	READING	BEFORE	AFTER	QA	BI	CP	NOTES
W E D N S D A Y	B'fast (time)						
	Lunch (time)						
	Dinner (time)						
	Other (time)						
	B'Time (time)						

	READING	BEFORE	AFTER	QA	BI	CP	NOTES
T H U R S D A Y	B'fast (time)						
	Lunch (time)						
	Dinner (time)						
	Other (time)						
	B'Time (time)						

	READING	BEFORE	AFTER	QA	BI	CP	NOTES
F R I D A Y	B'fast (time)						
	Lunch (time)						
	Dinner (time)						
	Other (time)						
	B'Time (time)						

	READING	BEFORE	AFTER	QA	BI	CP	NOTES
S A T U R D A Y	B'fast (time)						
	Lunch (time)						
	Dinner (time)						
	Other (time)						
	B'Time (time)						

	READING	BEFORE	AFTER	QA	BI	CP	NOTES
S U N D A Y	B'fast (time)						
	Lunch (time)						
	Dinner (time)						
	Other (time)						
	B'Time (time)						

_____

_____

_____

_____

_____

_____

	READING	BEFORE	AFTER	QA	BI	CP	NOTES
M O N D A Y	B'fast (time)						
	Lunch (time)						
	Dinner (time)						
	Other (time)						
	B'Time (time)						

	READING	BEFORE	AFTER	QA	BI	CP	NOTES
T U E S D A Y	B'fast (time)						
	Lunch (time)						
	Dinner (time)						
	Other (time)						
	B'Time (time)						

	READING	BEFORE	AFTER	QA	BI	CP	NOTES
W E D N S D A Y	B'fast (time)						
	Lunch (time)						
	Dinner (time)						
	Other (time)						
	B'Time (time)						

	READING	BEFORE	AFTER	QA	BI	CP	NOTES
T H U R S D A Y	B'fast (time)						
	Lunch (time)						
	Dinner (time)						
	Other (time)						
	B'Time (time)						

	READING	BEFORE	AFTER	QA	BI	CP	NOTES
F R I D A Y	B'fast (time)						
	Lunch (time)						
	Dinner (time)						
	Other (time)						
	B'Time (time)						

	READING	BEFORE	AFTER	QA	BI	CP	NOTES
S A T U R D A Y	B'fast (time)						
	Lunch (time)						
	Dinner (time)						
	Other (time)						
	B'Time (time)						

	READING	BEFORE	AFTER	QA	BI	CP	NOTES
S U N D A Y	B'fast (time)						
	Lunch (time)						
	Dinner (time)						
	Other (time)						
	B'Time (time)						

_____

_____

_____

_____

_____

	READING	BEFORE	AFTER	QA	BI	CP	NOTES
M O N D A Y	B'fast (time)						
	Lunch (time)						
	Dinner (time)						
	Other (time)						
	B'Time (time)						

	READING	BEFORE	AFTER	QA	BI	CP	NOTES
T U E S D A Y	B'fast (time)						
	Lunch (time)						
	Dinner (time)						
	Other (time)						
	B'Time (time)						

	READING	BEFORE	AFTER	QA	BI	CP	NOTES
W E D N S D A Y	B'fast (time)						
	Lunch (time)						
	Dinner (time)						
	Other (time)						
	B'Time (time)						

	READING	BEFORE	AFTER	QA	BI	CP	NOTES
T H U R S D A Y	B'fast (time)						
	Lunch (time)						
	Dinner (time)						
	Other (time)						
	B'Time (time)						

	READING	BEFORE	AFTER	QA	BI	CP	NOTES
F R I D A Y	B'fast (time)						
	Lunch (time)						
	Dinner (time)						
	Other (time)						
	B'Time (time)						

	READING	BEFORE	AFTER	QA	BI	CP	NOTES
S A T U R D A Y	B'fast (time)						
	Lunch (time)						
	Dinner (time)						
	Other (time)						
	B'Time (time)						

	READING	BEFORE	AFTER	QA	BI	CP	NOTES
S U N D A Y	B'fast (time)						
	Lunch (time)						
	Dinner (time)						
	Other (time)						
	B'Time (time)						

	READING	BEFORE	AFTER	QA	BI	CP	NOTES
M O N D A Y	B'fast (time)						
	Lunch (time)						
	Dinner (time)						
	Other (time)						
	B'Time (time)						

	READING	BEFORE	AFTER	QA	BI	CP	NOTES
T U E S D A Y	B'fast (time)						
	Lunch (time)						
	Dinner (time)						
	Other (time)						
	B'Time (time)						

	READING	BEFORE	AFTER	QA	BI	CP	NOTES
W E D N S D A Y	B'fast (time)						
	Lunch (time)						
	Dinner (time)						
	Other (time)						
	B'Time (time)						

	READING	BEFORE	AFTER	QA	BI	CP	NOTES
T H U R S D A Y	B'fast (time)						
	Lunch (time)						
	Dinner (time)						
	Other (time)						
	B'Time (time)						

	READING	BEFORE	AFTER	QA	BI	CP	NOTES
F R I D A Y	B'fast (time)						
	Lunch (time)						
	Dinner (time)						
	Other (time)						
	B'Time (time)						

	READING	BEFORE	AFTER	QA	BI	CP	NOTES
S A T U R D A Y	B'fast (time)						
	Lunch (time)						
	Dinner (time)						
	Other (time)						
	B'Time (time)						

	READING	BEFORE	AFTER	QA	BI	CP	NOTES
S U N D A Y	B'fast (time)						
	Lunch (time)						
	Dinner (time)						
	Other (time)						
	B'Time (time)						

	READING	BEFORE	AFTER	QA	BI	CP	NOTES
M O N D A Y	B'fast (time)						
	Lunch (time)						
	Dinner (time)						
	Other (time)						
	B'Time (time)						

	READING	BEFORE	AFTER	QA	BI	CP	NOTES
T U E S D A Y	B'fast (time)						
	Lunch (time)						
	Dinner (time)						
	Other (time)						
	B'Time (time)						

	READING	BEFORE	AFTER	QA	BI	CP	NOTES
W E D N S D A Y	B'fast (time)						
	Lunch (time)						
	Dinner (time)						
	Other (time)						
	B'Time (time)						

	READING	BEFORE	AFTER	QA	BI	CP	NOTES
T H U R S D A Y	B'fast (time)						
	Lunch (time)						
	Dinner (time)						
	Other (time)						
	B'Time (time)						

	READING	BEFORE	AFTER	QA	BI	CP	NOTES
F R I D A Y	B'fast (time)						
	Lunch (time)						
	Dinner (time)						
	Other (time)						
	B'Time (time)						

	READING	BEFORE	AFTER	QA	BI	CP	NOTES
S A T U R D A Y	B'fast (time)						
	Lunch (time)						
	Dinner (time)						
	Other (time)						
	B'Time (time)						

	READING	BEFORE	AFTER	QA	BI	CP	NOTES
S U N D A Y	B'fast (time)						
	Lunch (time)						
	Dinner (time)						
	Other (time)						
	B'Time (time)						

	READING	BEFORE	AFTER	QA	BI	CP	NOTES
M O N D A Y	B'fast (time)						
	Lunch (time)						
	Dinner (time)						
	Other (time)						
	B'Time (time)						
	READING	BEFORE	AFTER	QA	BI	CP	NOTES
T U E S D A Y	B'fast (time)						
	Lunch (time)						
	Dinner (time)						
	Other (time)						
	B'Time (time)						
	READING	BEFORE	AFTER	QA	BI	CP	NOTES
W E D N S D A Y	B'fast (time)						
	Lunch (time)						
	Dinner (time)						
	Other (time)						
	B'Time (time)						
	READING	BEFORE	AFTER	QA	BI	CP	NOTES
T H U R S D A Y	B'fast (time)						
	Lunch (time)						
	Dinner (time)						
	Other (time)						
	B'Time (time)						

	READING	BEFORE	AFTER	QA	BI	CP	NOTES
F R I D A Y	B'fast (time)						
	Lunch (time)						
	Dinner (time)						
	Other (time)						
	B'Time (time)						

	READING	BEFORE	AFTER	QA	BI	CP	NOTES
S A T U R D A Y	B'fast (time)						
	Lunch (time)						
	Dinner (time)						
	Other (time)						
	B'Time (time)						

	READING	BEFORE	AFTER	QA	BI	CP	NOTES
S U N D A Y	B'fast (time)						
	Lunch (time)						
	Dinner (time)						
	Other (time)						
	B'Time (time)						

_____
_____
_____
_____
_____
_____

	READING	BEFORE	AFTER	QA	BI	CP	NOTES
M O N D A Y	B'fast (time)						
	Lunch (time)						
	Dinner (time)						
	Other (time)						
	B'Time (time)						

	READING	BEFORE	AFTER	QA	BI	CP	NOTES
T U E S D A Y	B'fast (time)						
	Lunch (time)						
	Dinner (time)						
	Other (time)						
	B'Time (time)						

	READING	BEFORE	AFTER	QA	BI	CP	NOTES
W E D N S D A Y	B'fast (time)						
	Lunch (time)						
	Dinner (time)						
	Other (time)						
	B'Time (time)						

	READING	BEFORE	AFTER	QA	BI	CP	NOTES
T H U R S D A Y	B'fast (time)						
	Lunch (time)						
	Dinner (time)						
	Other (time)						
	B'Time (time)						

	READING	BEFORE	AFTER	QA	BI	CP	NOTES
F R I D A Y	B'fast (time)						
	Lunch (time)						
	Dinner (time)						
	Other (time)						
	B'Time (time)						

	READING	BEFORE	AFTER	QA	BI	CP	NOTES
S A T U R D A Y	B'fast (time)						
	Lunch (time)						
	Dinner (time)						
	Other (time)						
	B'Time (time)						

	READING	BEFORE	AFTER	QA	BI	CP	NOTES
S U N D A Y	B'fast (time)						
	Lunch (time)						
	Dinner (time)						
	Other (time)						
	B'Time (time)						

_____
_____
_____
_____
_____
_____

	READING	BEFORE	AFTER	QA	BI	CP	NOTES
M O N D A Y	B'fast (time)						
	Lunch (time)						
	Dinner (time)						
	Other (time)						
	B'Time (time)						

	READING	BEFORE	AFTER	QA	BI	CP	NOTES
T U E S D A Y	B'fast (time)						
	Lunch (time)						
	Dinner (time)						
	Other (time)						
	B'Time (time)						

	READING	BEFORE	AFTER	QA	BI	CP	NOTES
W E D N S D A Y	B'fast (time)						
	Lunch (time)						
	Dinner (time)						
	Other (time)						
	B'Time (time)						

	READING	BEFORE	AFTER	QA	BI	CP	NOTES
T H U R S D A Y	B'fast (time)						
	Lunch (time)						
	Dinner (time)						
	Other (time)						
	B'Time (time)						

	READING	BEFORE	AFTER	QA	BI	CP	NOTES
F R I D A Y	B'fast (time)						
	Lunch (time)						
	Dinner (time)						
	Other (time)						
	B'Time (time)						

	READING	BEFORE	AFTER	QA	BI	CP	NOTES
S A T U R D A Y	B'fast (time)						
	Lunch (time)						
	Dinner (time)						
	Other (time)						
	B'Time (time)						

	READING	BEFORE	AFTER	QA	BI	CP	NOTES
S U N D A Y	B'fast (time)						
	Lunch (time)						
	Dinner (time)						
	Other (time)						
	B'Time (time)						

	READING	BEFORE	AFTER	QA	BI	CP	NOTES
M O N D A Y	B'fast (time)						
	Lunch (time)						
	Dinner (time)						
	Other (time)						
	B'Time (time)						

	READING	BEFORE	AFTER	QA	BI	CP	NOTES
T U E S D A Y	B'fast (time)						
	Lunch (time)						
	Dinner (time)						
	Other (time)						
	B'Time (time)						

	READING	BEFORE	AFTER	QA	BI	CP	NOTES
W E D N S D A Y	B'fast (time)						
	Lunch (time)						
	Dinner (time)						
	Other (time)						
	B'Time (time)						

	READING	BEFORE	AFTER	QA	BI	CP	NOTES
T H U R S D A Y	B'fast (time)						
	Lunch (time)						
	Dinner (time)						
	Other (time)						
	B'Time (time)						

	READING	BEFORE	AFTER	QA	BI	CP	NOTES
F R I D A Y	B'fast (time)						
	Lunch (time)						
	Dinner (time)						
	Other (time)						
	B'Time (time)						

	READING	BEFORE	AFTER	QA	BI	CP	NOTES
S A T U R D A Y	B'fast (time)						
	Lunch (time)						
	Dinner (time)						
	Other (time)						
	B'Time (time)						

	READING	BEFORE	AFTER	QA	BI	CP	NOTES
S U N D A Y	B'fast (time)						
	Lunch (time)						
	Dinner (time)						
	Other (time)						
	B'Time (time)						

	READING	BEFORE	AFTER	QA	BI	CP	NOTES
M O N D A Y	B'fast (time)						
	Lunch (time)						
	Dinner (time)						
	Other (time)						
	B'Time (time)						

	READING	BEFORE	AFTER	QA	BI	CP	NOTES
T U E S D A Y	B'fast (time)						
	Lunch (time)						
	Dinner (time)						
	Other (time)						
	B'Time (time)						

	READING	BEFORE	AFTER	QA	BI	CP	NOTES
W E D N S D A Y	B'fast (time)						
	Lunch (time)						
	Dinner (time)						
	Other (time)						
	B'Time (time)						

	READING	BEFORE	AFTER	QA	BI	CP	NOTES
T H U R S D A Y	B'fast (time)						
	Lunch (time)						
	Dinner (time)						
	Other (time)						
	B'Time (time)						

FRIDAY	READING	BEFORE	AFTER	QA	BI	CP	NOTES
	B'fast (time)						
	Lunch (time)						
	Dinner (time)						
	Other (time)						
	B'Time (time)						

SATURDAY	READING	BEFORE	AFTER	QA	BI	CP	NOTES
	B'fast (time)						
	Lunch (time)						
	Dinner (time)						
	Other (time)						
	B'Time (time)						

SUNDAY	READING	BEFORE	AFTER	QA	BI	CP	NOTES
	B'fast (time)						
	Lunch (time)						
	Dinner (time)						
	Other (time)						
	B'Time (time)						

	READING	BEFORE	AFTER	QA	BI	CP	NOTES
M O N D A Y	B'fast (time)						
	Lunch (time)						
	Dinner (time)						
	Other (time)						
	B'Time (time)						

	READING	BEFORE	AFTER	QA	BI	CP	NOTES
T U E S D A Y	B'fast (time)						
	Lunch (time)						
	Dinner (time)						
	Other (time)						
	B'Time (time)						

	READING	BEFORE	AFTER	QA	BI	CP	NOTES
W E D N S D A Y	B'fast (time)						
	Lunch (time)						
	Dinner (time)						
	Other (time)						
	B'Time (time)						

	READING	BEFORE	AFTER	QA	BI	CP	NOTES
T H U R S D A Y	B'fast (time)						
	Lunch (time)						
	Dinner (time)						
	Other (time)						
	B'Time (time)						

	READING	BEFORE	AFTER	QA	BI	CP	NOTES
F R I D A Y	B'fast (time)						
	Lunch (time)						
	Dinner (time)						
	Other (time)						
	B'Time (time)						

	READING	BEFORE	AFTER	QA	BI	CP	NOTES
S A T U R D A Y	B'fast (time)						
	Lunch (time)						
	Dinner (time)						
	Other (time)						
	B'Time (time)						

	READING	BEFORE	AFTER	QA	BI	CP	NOTES
S U N D A Y	B'fast (time)						
	Lunch (time)						
	Dinner (time)						
	Other (time)						
	B'Time (time)						

_____

_____

_____

_____

_____

_____

	READING	BEFORE	AFTER	QA	BI	CP	NOTES
M O N D A Y	B'fast (time)						
	Lunch (time)						
	Dinner (time)						
	Other (time)						
	B'Time (time)						

	READING	BEFORE	AFTER	QA	BI	CP	NOTES
T U E S D A Y	B'fast (time)						
	Lunch (time)						
	Dinner (time)						
	Other (time)						
	B'Time (time)						

	READING	BEFORE	AFTER	QA	BI	CP	NOTES
W E D N S D A Y	B'fast (time)						
	Lunch (time)						
	Dinner (time)						
	Other (time)						
	B'Time (time)						

	READING	BEFORE	AFTER	QA	BI	CP	NOTES
T H U R S D A Y	B'fast (time)						
	Lunch (time)						
	Dinner (time)						
	Other (time)						
	B'Time (time)						

	READING	BEFORE	AFTER	QA	BI	CP	NOTES
F R I D A Y	B'fast (time)						
	Lunch (time)						
	Dinner (time)						
	Other (time)						
	B'Time (time)						

	READING	BEFORE	AFTER	QA	BI	CP	NOTES
S A T U R D A Y	B'fast (time)						
	Lunch (time)						
	Dinner (time)						
	Other (time)						
	B'Time (time)						

	READING	BEFORE	AFTER	QA	BI	CP	NOTES
S U N D A Y	B'fast (time)						
	Lunch (time)						
	Dinner (time)						
	Other (time)						
	B'Time (time)						

_____

_____

_____

_____

_____

_____

	READING	BEFORE	AFTER	QA	BI	CP	NOTES
M O N D A Y	B'fast (time)						
	Lunch (time)						
	Dinner (time)						
	Other (time)						
	B'Time (time)						

	READING	BEFORE	AFTER	QA	BI	CP	NOTES
T U E S D A Y	B'fast (time)						
	Lunch (time)						
	Dinner (time)						
	Other (time)						
	B'Time (time)						

	READING	BEFORE	AFTER	QA	BI	CP	NOTES
W E D N S D A Y	B'fast (time)						
	Lunch (time)						
	Dinner (time)						
	Other (time)						
	B'Time (time)						

	READING	BEFORE	AFTER	QA	BI	CP	NOTES
T H U R S D A Y	B'fast (time)						
	Lunch (time)						
	Dinner (time)						
	Other (time)						
	B'Time (time)						

	READING	BEFORE	AFTER	QA	BI	CP	NOTES
F R I D A Y	B'fast (time)						
	Lunch (time)						
	Dinner (time)						
	Other (time)						
	B'Time (time)						

	READING	BEFORE	AFTER	QA	BI	CP	NOTES
S A T U R D A Y	B'fast (time)						
	Lunch (time)						
	Dinner (time)						
	Other (time)						
	B'Time (time)						

	READING	BEFORE	AFTER	QA	BI	CP	NOTES
S U N D A Y	B'fast (time)						
	Lunch (time)						
	Dinner (time)						
	Other (time)						
	B'Time (time)						

	READING	BEFORE	AFTER	QA	BI	CP	NOTES
M O N D A Y	B'fast (time)						
	Lunch (time)						
	Dinner (time)						
	Other (time)						
	B'Time (time)						

	READING	BEFORE	AFTER	QA	BI	CP	NOTES
T U E S D A Y	B'fast (time)						
	Lunch (time)						
	Dinner (time)						
	Other (time)						
	B'Time (time)						

	READING	BEFORE	AFTER	QA	BI	CP	NOTES
W E D N S D A Y	B'fast (time)						
	Lunch (time)						
	Dinner (time)						
	Other (time)						
	B'Time (time)						

	READING	BEFORE	AFTER	QA	BI	CP	NOTES
T H U R S D A Y	B'fast (time)						
	Lunch (time)						
	Dinner (time)						
	Other (time)						
	B'Time (time)						

	READING	BEFORE	AFTER	QA	BI	CP	NOTES
F R I D A Y	B'fast (time)						
	Lunch (time)						
	Dinner (time)						
	Other (time)						
	B'Time (time)						

	READING	BEFORE	AFTER	QA	BI	CP	NOTES
S A T U R D A Y	B'fast (time)						
	Lunch (time)						
	Dinner (time)						
	Other (time)						
	B'Time (time)						

	READING	BEFORE	AFTER	QA	BI	CP	NOTES
S U N D A Y	B'fast (time)						
	Lunch (time)						
	Dinner (time)						
	Other (time)						
	B'Time (time)						

_____

_____

_____

_____

_____

_____

	READING	BEFORE	AFTER	QA	BI	CP	NOTES
M O N D A Y	B'fast (time)						
	Lunch (time)						
	Dinner (time)						
	Other (time)						
	B'Time (time)						

	READING	BEFORE	AFTER	QA	BI	CP	NOTES
T U E S D A Y	B'fast (time)						
	Lunch (time)						
	Dinner (time)						
	Other (time)						
	B'Time (time)						

	READING	BEFORE	AFTER	QA	BI	CP	NOTES
W E D N S D A Y	B'fast (time)						
	Lunch (time)						
	Dinner (time)						
	Other (time)						
	B'Time (time)						

	READING	BEFORE	AFTER	QA	BI	CP	NOTES
T H U R S D A Y	B'fast (time)						
	Lunch (time)						
	Dinner (time)						
	Other (time)						
	B'Time (time)						

	READING	BEFORE	AFTER	QA	BI	CP	NOTES
F R I D A Y	B'fast (time)						
	Lunch (time)						
	Dinner (time)						
	Other (time)						
	B'Time (time)						

	READING	BEFORE	AFTER	QA	BI	CP	NOTES
S A T U R D A Y	B'fast (time)						
	Lunch (time)						
	Dinner (time)						
	Other (time)						
	B'Time (time)						

	READING	BEFORE	AFTER	QA	BI	CP	NOTES
S U N D A Y	B'fast (time)						
	Lunch (time)						
	Dinner (time)						
	Other (time)						
	B'Time (time)						

_____

_____

_____

_____

_____

_____

	READING	BEFORE	AFTER	QA	BI	CP	NOTES
M O N D A Y	B'fast (time)						
	Lunch (time)						
	Dinner (time)						
	Other (time)						
	B'Time (time)						

	READING	BEFORE	AFTER	QA	BI	CP	NOTES
T U E S D A Y	B'fast (time)						
	Lunch (time)						
	Dinner (time)						
	Other (time)						
	B'Time (time)						

	READING	BEFORE	AFTER	QA	BI	CP	NOTES
W E D N S D A Y	B'fast (time)						
	Lunch (time)						
	Dinner (time)						
	Other (time)						
	B'Time (time)						

	READING	BEFORE	AFTER	QA	BI	CP	NOTES
T H U R S D A Y	B'fast (time)						
	Lunch (time)						
	Dinner (time)						
	Other (time)						
	B'Time (time)						

	READING	BEFORE	AFTER	QA	BI	CP	NOTES
F R I D A Y	B'fast (time)						
	Lunch (time)						
	Dinner (time)						
	Other (time)						
	B'Time (time)						

	READING	BEFORE	AFTER	QA	BI	CP	NOTES
S A T U R D A Y	B'fast (time)						
	Lunch (time)						
	Dinner (time)						
	Other (time)						
	B'Time (time)						

	READING	BEFORE	AFTER	QA	BI	CP	NOTES
S U N D A Y	B'fast (time)						
	Lunch (time)						
	Dinner (time)						
	Other (time)						
	B'Time (time)						

	READING	BEFORE	AFTER	QA	BI	CP	NOTES
M O N D A Y	B'fast (time)						
	Lunch (time)						
	Dinner (time)						
	Other (time)						
	B'Time (time)						

	READING	BEFORE	AFTER	QA	BI	CP	NOTES
T U E S D A Y	B'fast (time)						
	Lunch (time)						
	Dinner (time)						
	Other (time)						
	B'Time (time)						

	READING	BEFORE	AFTER	QA	BI	CP	NOTES
W E D N S D A Y	B'fast (time)						
	Lunch (time)						
	Dinner (time)						
	Other (time)						
	B'Time (time)						

	READING	BEFORE	AFTER	QA	BI	CP	NOTES
T H U R S D A Y	B'fast (time)						
	Lunch (time)						
	Dinner (time)						
	Other (time)						
	B'Time (time)						

	READING	BEFORE	AFTER	QA	BI	CP	NOTES
F R I D A Y	B'fast (time)						
	Lunch (time)						
	Dinner (time)						
	Other (time)						
	B'Time (time)						

	READING	BEFORE	AFTER	QA	BI	CP	NOTES
S A T U R D A Y	B'fast (time)						
	Lunch (time)						
	Dinner (time)						
	Other (time)						
	B'Time (time)						

	READING	BEFORE	AFTER	QA	BI	CP	NOTES
S U N D A Y	B'fast (time)						
	Lunch (time)						
	Dinner (time)						
	Other (time)						
	B'Time (time)						

	READING	BEFORE	AFTER	QA	BI	CP	NOTES
M O N D A Y	B'fast (time)						
	Lunch (time)						
	Dinner (time)						
	Other (time)						
	B'Time (time)						

	READING	BEFORE	AFTER	QA	BI	CP	NOTES
T U E S D A Y	B'fast (time)						
	Lunch (time)						
	Dinner (time)						
	Other (time)						
	B'Time (time)						

	READING	BEFORE	AFTER	QA	BI	CP	NOTES
W E D N S D A Y	B'fast (time)						
	Lunch (time)						
	Dinner (time)						
	Other (time)						
	B'Time (time)						

	READING	BEFORE	AFTER	QA	BI	CP	NOTES
T H U R S D A Y	B'fast (time)						
	Lunch (time)						
	Dinner (time)						
	Other (time)						
	B'Time (time)						

	READING	BEFORE	AFTER	QA	BI	CP	NOTES
F R I D A Y	B'fast (time)						
	Lunch (time)						
	Dinner (time)						
	Other (time)						
	B'Time (time)						

	READING	BEFORE	AFTER	QA	BI	CP	NOTES
S A T U R D A Y	B'fast (time)						
	Lunch (time)						
	Dinner (time)						
	Other (time)						
	B'Time (time)						

	READING	BEFORE	AFTER	QA	BI	CP	NOTES
S U N D A Y	B'fast (time)						
	Lunch (time)						
	Dinner (time)						
	Other (time)						
	B'Time (time)						

_____

_____

_____

_____

_____

_____

	READING	BEFORE	AFTER	QA	BI	CP	NOTES
M O N D A Y	B'fast (time)						
	Lunch (time)						
	Dinner (time)						
	Other (time)						
	B'Time (time)						

	READING	BEFORE	AFTER	QA	BI	CP	NOTES
T U E S D A Y	B'fast (time)						
	Lunch (time)						
	Dinner (time)						
	Other (time)						
	B'Time (time)						

	READING	BEFORE	AFTER	QA	BI	CP	NOTES
W E D N S D A Y	B'fast (time)						
	Lunch (time)						
	Dinner (time)						
	Other (time)						
	B'Time (time)						

	READING	BEFORE	AFTER	QA	BI	CP	NOTES
T H U R S D A Y	B'fast (time)						
	Lunch (time)						
	Dinner (time)						
	Other (time)						
	B'Time (time)						

	READING	BEFORE	AFTER	QA	BI	CP	NOTES
F R I D A Y	B'fast (time)						
	Lunch (time)						
	Dinner (time)						
	Other (time)						
	B'Time (time)						

	READING	BEFORE	AFTER	QA	BI	CP	NOTES
S A T U R D A Y	B'fast (time)						
	Lunch (time)						
	Dinner (time)						
	Other (time)						
	B'Time (time)						

	READING	BEFORE	AFTER	QA	BI	CP	NOTES
S U N D A Y	B'fast (time)						
	Lunch (time)						
	Dinner (time)						
	Other (time)						
	B'Time (time)						

Made in the USA
Middletown, DE
13 May 2017